RAPPORT

SUR LES

VACCINATIONS ET REVACCINATIONS

PRATIQUÉES EN 1870

SUIVI D'UNE ÉTUDE SUR LES PRINCIPALES QUESTIONS
RELATIVES A LA VACCINE

PAR M. LE D^r LE DUC

Médecin-Vaccinateur,
Médecin du Bureau de Bienfaisance et des Asiles,
Médecin par quartier du Dispensaire,
Président de la Société des Sciences naturelles et médicales de Seine-et-Oise,
Lauréat de l'Académie de Médecine (Vaccine, médaille d'argent en 1866,
Médaille d'or en 1869, Prix en 1870.)

VERSAILLES

IMPRIMERIE DE E. AUBERT

6, avenue de Sceaux

1873

RAPPORT

VACCINATIONS ET REVACCINATIONS

PRATIQUÉES EN 1870

SUIVI D'UNE ÉTUDE SUR LES PRINCIPALES QUESTIONS
RELATIVES A LA VACCINE

PAR M. LE Dr LE DUC

Médecin-Vaccinateur,
Médecin du Bureau de Bienfaisance et des Asiles,
Médecin par quartier du Dispensaire,
Président de la Société des Sciences naturelles et médicales de Seine-et-Oise,
Lauréat de l'Académie de Médecine (Vaccine, médaille d'argent en 1866,
Médaille d'or en 1869, Prix en 1870.)

VERSAILLES

IMPRIMERIE DE E. AUBERT

6, avenue de Sceaux

—

1873

RAPPORT

SUR LES

VACCINATIONS ET REVACCINATIONS

PRATIQUÉES EN 1870

PRÉAMBULE

Les rapports annuels sur les vaccinations, par leur périodicité même, ne sauraient offrir un intérêt soutenu, et conserver une véritable valeur. Ceux de 1870 puisent une importance réelle dans l'épidémie grave que nous venons de traverser; car cette épidémie a ravivé d'anciennes discussions, suscité de nouvelles théories, et de plus elle a fait surgir de nouveaux procédés opératoires sur l'utilité desquels tout le corps médical est loin d'être unanime.

Le champ de la science est tellement vaste, que par suite d'une découverte au premier abord très simple, certaines opinions depuis longtemps rejetées comme fausses deviennent des vérités, et que d'autres reconnues vérités acquises passent rapidement au nombre des erreurs. Rien de surprenant que de voir l'œuvre de Jenner, qui n'a pas un siècle d'âge, être encore l'objet de controverses et de discussions.

Ce travail n'a pas la prétention de résoudre aucun des points en litige ; mais, formé d'observations consciencieusement recueillies, il pourra peut-être servir à alimenter le foyer qui doit répandre un peu de lumière sur certaines parties obscures de la question.

CHAPITRE PREMIER

Statistique.

Les vaccinations et revaccinations que j'ai pratiquées en 1870 sont au nombre de 2,870, réparties de la manière suivante dans diverses localités.

NOMS DES LOCALITÉS	Vaccinations.	Revaccinations.	TOTAUX
Fontenay-le-Fleury.	6	144	150
Le Chesnay	24	101	125
Rocquencourt	5	21	26
Viroflay	»	16	16
Bois-d'Arcy.	1	6	7
Ville-d'Avray.	1	2	3
Jouy-en-Josas	»	3	3
Sèvres	1	2	3
Buc	»	2	2
Bailly	»	2	2
Saclay	»	2	2
Châteaufort.	»	2	2
Velisy	»	1	2
Courbevoie.	1	»	1
Villepreux	1	1	1
Paris.	»	10	10
Versailles	447	2,068	2,5,5
Totaux	487	2,383	2,870

A l'exception des communes de Fontenay, Roquencourt et le Chesnay où je me suis directement transporté, toutes ces opérations ont été faites à Versailles sur des personnes envoyées par des confrères ou simplement guidées par le désir bien naturel de se prémunir contre la variole régnante.

A. — *Premières vaccinations.*

Au nombre de 487, elles donnent par sexe et par âge le tableau suivant :

AGES	SEXE MASCUL.		SEXE FÉMININ		TOTAUX
	Succès.	Réfractaires.	Succès.	Réfractaires.	
De 0 à 6 mois . . .	115	»	92	1	208
De 6 mois à 1 an .	61	1	58	»	120
De 1 an à 2 ans . .	33	»	40	»	73
De 2 ans à 3 ans .	11	»	21	»	32
De 3 ans à 4 ans. .	2	»	6	»	8
De 4 ans à 5 ans. .	3	»	1	»	4
De 5 ans à 10 ans .	3	1	5	2	11
Adultes.	9	»	22	»	31
	237	2	245	3	487

Au-delà de la première année, nous avons 156 sujets, un tiers qui avaient échappé au bienfait de la vaccine. Il y a là de quoi expliquer sans effort le retour si fréquent de la variole épidémique, puisqu'elle rencontre si facilement un terrain propice à son évolution.

Les adultes non vaccinés étaient âgés :

1° SEXE MASCULIN

1 de 11 ans.	1 de 32 ans.
2 de 20 ans [1].	2 de 38 ans.
1 de 30 ans.	1 de 43 ans.

Un seul, le prisonnier, donna un insuccès.

2° SEXE FÉMININ

1 de 13 ans.	1 de 37 ans.
1 de 14 ans.	2 de 40 ans.
1 de 21 ans.	1 de 42 ans.
2 de 22 ans.	1 de 44 ans.
1 de 24 ans.	1 de 45 ans.
1 de 25 ans.	1 de 46 ans.
1 de 28 ans.	2 de 51 ans.
1 de 30 ans.	1 de 53 ans.
1 de 33 ans.	1 de 60 ans.
1 de 35 ans.	

Il n'y eut aucun insuccès.

Depuis la puberté jusqu'à l'âge avancé, nous constatons, surtout pour le sexe féminin, des exemples nombreux d'oubli de la vaccine, regrettables produits des erreurs, des préjugés et même de l'entêtement qui règnent encore dans certaines familles.

Les réfractaires sont :

1° Un enfant du sexe masculin âgé de huit mois, inoculé deux fois avec des plaques, une fois de bras à bras. Cette dernière opération, faite avec le plus grand soin, ne fut pas plus heureuse que les précédentes.

2° Une petite fille de quatre ans, à sa troisième inoculation.

1 Dont un prisonnier militaire.

3° Deux autres petites filles de six ans ; l'une était inoculée pour la quatrième fois, l'autre pour la troisième.

Enfin le prisonnier de vingt ans, que je considérerais volontiers comme réfractaire, parce que aucun des adultes dans sa condition ne fut obligé de recommencer. J'aurais bien tenté une nouvelle opération, mais son temps de réclusion finissait quelques jours après ma contre-visite, et je ne pus faire l'expérience concluante ; aussi je me contente de signaler le fait, sans le comprendre dans une liste définitive.

La marche de la vaccine fut en général très régulière, sauf chez quelques rares enfants·malingres, rachitiques, dont les boutons se développèrent sensiblement avec plus de lenteur. Ici je dois placer une remarque assez importante. Un certain nombre d'enfants, une douzaine environ, me furent amenés de l'hôpital civil, où ils étaient recueillis comme assistés ou comme malades ; chez tous il y eut retard très notable dans l'apparition et dans la marche des pustules, au point qu'il ne me fut jamais possible de reprendre du virus au bout de la huitaine. Je crois pouvoir attribuer ce phénomène à une influence nosocomiale toute particulière, et à propos des revaccinations je reviendrai sur ce sujet et je fournirai des exemples nombreux susceptibles, je l'espère, de corroborer l'opinion que j'avance.

B. — *Revaccinations.*

Au nombre de 2,383, elles se trouvent consignées par âge, par sexe et par résultats dans le tableau suivant :

AGES	SEXE MASCULIN					SEXE FÉMININ					TOTAUX des DEUX SEXES.
	Succès.	F. vaccine.	Insuccès.	Sans renseignements.	TOTAUX	Succès.	F. vaccine.	Insuccès.	Sans renseignements.	TOTAUX	
De 5 ans à 10 ans....	12	12	6	43	73	20	20	26	38	114	187
De 10 ans à 15 ans ..	13	15	14	85	127	43	47	38	95	223	350
De 15 ans à 20 ans....	25	31	20	72	148	30	48	47	102	227	375
De 20 ans à 25 ans....	76	46	88	107	317	25	25	20	89	159	476
De 25 ans à 30 ans....	19	28	28	75	150	21	28	12	83	144	294
De 30 ans à 35 ans....	13	18	22	53	106	17	19	7	61	104	210
De 35 ans à 40 ans....	12	19	9	19	59	14	19	12	43	88	147
De 40 ans à 45 ans....	9	11	11	18	49	14	17	8	31	70	119
De 45 ans à 50 ans....	12	10	5	19	46	11	9	4	32	56	102
De 50 ans à 60 ans....	10	5	10	21	46	13	12	4	21	50	96
De 60 ans à 70 ans....	4	1	3	2	10	7	1	2	5	15	25
De 70 ans et plus, ...	1	»	1	»	2	»	»	»	»	»	2
	206	196	217	514	1,133	225	245	180	600	1,250	2,383
	619					650					

Les succès ont largement atteint le tiers des opérations, puisque sur 1,269 renseignements nous en avons 431, et cela sur des sujets de tout âge et de toute condition. Il me paraît utile de mettre également sous les yeux ce qui s'est passé pour un certain nombre de personnes dont le mode d'existence et de travail est le même, et dont les âges diffèrent beaucoup moins. Ce sont pour le sexe masculin, les militaires, et pour le sexe féminin les jeunes filles admises dans divers orphelinats.

AGES	MILITAIRES					ORPHELINATS					TOTAUX GÉNÉRAUX
	Succès.	F. vaccine.	Insuccès.	Sans renseignements.	TOTAUX	Succès.	F. vaccine.	Insuccès.	Sans renseignements.	TOTAUX	
De 5 à 10 ans.	»	»	»	4	4	26	14	15	»	55	59
De 10 à 15 ans.	»	1	»	»	1	23	22	26	»	71	72
De 15 à 20 ans.	5	1	4	6	16	9	21	9	»	39	55
De 20 à 25 ans.	61	32	58	85	236	2	4	1	»	7	243
De 25 à 30 ans.	11	12	25	29	77	»	»	»	»	»	77
De 30 à 35 ans.	6	7	14	18	45	»	»	»	»	»	45
De 35 à 40 ans.	1	1	4	2	7	»	»	»	»	»	7
De 40 à 45 ans.	1	1	1	»	3	»	»	»	»	»	3
	84	55	106	144	289	60	61	51	»	»	561
	245					172					

La proportion des réussites ne se trouve donc pas réellement modifiée, puisque nous obtenons dans cette nouvelle série 144 sur 417 renseignements, c'est-à-dire un peu plus de une sur trois. Elle se maintient encore dans un autre groupe d'individus.

Deux internats de garçons m'ont donné, sur 28 sujets, 11 succès, 8 fausses vaccines, 9 insuccès.

Aux prisons de Versailles, sur 151 détenus des deux sexes, j'ai obtenu 45 succès, 34 fausses vaccines, 48 insuccès; les autres, au nombre de 23, libérés quelques jours après l'inoculation, n'ont pas été contre-visités.

Au Lycée, d'après une note qui me fut remise par M. le docteur Remilly, je trouve que sur 69 élèves ou employés de dix à vingt-cinq ans, mon confrère obtint par des inoculations de bras à bras, tantôt avec un enfant tantôt avec des revaccinés, 15 insuccès, 33 fausses vaccines et 21 succès, à peu de chose près le tiers; et j'attribue cette légère infériorité à l'emploi du virus de revaccinés qui n'a certainement pas la même énergie, de même que la variole, chez des vaccinés ou des variolés précédemment, perd de sa confluence et de sa gravité et devient généralement une varioloïde.

Ces documents précieux deviendront la base de considérations importantes que j'exposerai plus loin.

Parmi les revaccinés j'ai compris des variolés antérieurement. Considérant la variole comme une première vaccine, j'ai fortement insisté pour pratiquer une inoculation vaccinale, et voici les résultats obtenus :

SEXE MASCULIN 8, DONT :		SEXE FÉMININ, 10, DONT :	
2 Succès chez des personnes âgées de...	8 ans. 49 ans.	4 Succès chez des personnes âgées de ..	37 ans. 43 ans. 57 ans. 68 ans.
1 Seule fausse vaccine.	56 ans.	3 Fausses vaccines..	38 ans. 44 ans. 51 ans.
5 Insuccès........	18 ans. 19 ans. 33 ans. 40 ans. 41 ans.	3 Insuccès........	13 ans. 15 ans. 17 ans.

Encore dans ce cas le tiers des succès nous est acquis;

il faut nécessairement en conclure que le varioló, pas plus que le vacciné, n'est à l'abri d'une éruption variolique. Les récidives de cette maladie sont encore assez fréquentes et se joignent aux chiffres précédents pour établir l'urgence de l'inoculation préventive chez tout le monde en tout temps et surtout s'il règne une épidémie.

Un grand nombre de personnes avait déjà subi la revaccination une ou plusieurs fois. Il m'a paru intéressant de rechercher dans quelle proportion se trouvaient les résultats dans chacune des séries.

REVACCINATIONS	SEXE MASCULIN				SEXE FÉMININ				OBSERVATIONS
	Succès.	F. vaccine.	Insuccès.	TOTAUX	Succès.	F. vaccine.	Insuccès.	TOTAUX	
1re	202	162	169	533	315	310	155	580	
2e	6	16	34	56	14	25	10	49	
3e	3	12	3	18	1	7	5	13	
4e	»	3	3	6	»	2	2	4	
5e	»	3	3	6	»	1	2	3	Plus une dame à sa 11e, toujours insuccès ou fausse vaccine.
	211	196	212	619	330	245	174	650	

Le tiers établi pour la totalité, fortement accusé pour la première revaccination, vient à diminuer et même à disparaître pour les suivantes; c'est une conséquence forcée des chiffres, et le raisonnement concorde avec les faits. Les personnes qui se soumettent à une série d'inoculations se trouvent ainsi dans des conditions favorables pour ne pas subir davantage les effets de la vaccine que ceux de la variole, surtout s'il y a une ou deux réussites antérieures. Il ne faudrait pas arguer de là qu'il faut s'arrêter dans les tentatives d'inoculation, car nous avons souvent la preuve qu'après avoir échoué une ou plusieurs fois, on parvient à saisir le moment opportun pour une vaccination heureuse qui prémunit d'une variole probablement imminente si on fréquente un milieu épidémique.

CHAPITRE II

Considérations générales.

I. — De l'âge le plus propre à la vaccine.

A quel âge faut-il vacciner les enfants? Au premier abord il semble futile de poser une question de ce genre, et on pourrait croire que tout le monde est d'accord sur la réponse; eh bien non! Beaucoup de praticiens, par une crainte non justifiée de la syphilis, veulent qu'on attende jusqu'au sixième mois, parce que l'évolution des accidents tertiaires congénitaux se font ordinairement dans cette période, quand ils ne sont apparus dès la naissance; au-delà on est à peu près sûr de les éviter. Cette limite pourrait tout au plus être admise pour le choix d'un vaccinifère, mais pour un enfant qui doit être inoculé, il n'y a pas de motifs sérieux pour en faire une règle absolue. Certains auteurs, entre autres M. Bousquet, admettraient que, la petite vérole étant rare avant le troisième mois, on peut différer jusqu'à cet âge le moment de la vaccination. En temps ordinaire, cette proposition est généralement vraie, et je pense qu'il faut s'y conformer. C'est pourquoi je fixe toujours aux familles le troisième mois comme le plus convenable pour cette opération. Pour agir de la sorte, j'ai d'autres raisons basées sur l'expérience. Avant cet âge on ne réussit pas toujours, et les mères qui se sont dérangées sans avantage deviennent récalcitrantes et ne se représentent qu'au bout d'un temps fort long, si la variole n'a pas fait de leur enfant une nouvelle victime. Bien des fois j'ai pu constater pareil malheur chez de petits êtres inoculés une première fois sans succès, qu'on n'avait pas ramenés assez tôt pour qu'une deuxième expérience fût tentée.

Dans le cours de l'année 1870, sur des enfants âgés de moins de deux mois, il y eut 23 insuccès à la première inoculation ; généralement celle ci fut renouvelée au bout de huit ou quinze jours, ou même d'un mois, et presque toujours avec succès (plus haut nous avons signalé un réfractaire seulement).

Cependant il n'y a pas en médecine, nous le savons, de loi rigoureusement invariable. En temps d'épidémie, on est obligé bien souvent de déroger à sa pratique habituelle, attendu que la petite vérole peut dans ces moments exceptionnels frapper les âges les plus tendres. C'est ainsi que sur les décès qui eurent lieu à Versailles pendant l'année 1870, par suite de cette terrible maladie, nous en trouvons un à vingt jours, un autre à quatre semaines ; en ajoutant une quinzaine de cas non mortels chez des enfants de moins de deux mois, nous voyons que dans certaines circonstances on doit agir le plus tôt possible, si on ne veut pas se créer des remords.

Si d'un autre côté je désire qu'on ne dépasse pas le troisième mois, c'est pour éviter plus tard le travail de la dentition, cause si fréquente de malaises et d'indispositions plus ou moins longs et plus ou moins graves qui viennent encore refroidir les mères et les nourrices à l'endroit de la vaccine.

II. — *De l'influence nosocomiale sur l'évolution du vaccin.*

J'eus occasion de pratiquer un certain nombre de revaccinations à l'hôpital civil, dans le service de mon honoré confrère, M. le docteur Ozanne, chirurgien de cet établissement. Sur 27 malades des deux sexes, 15 hommes et 12 femmes, je n'ai obtenu que deux succès chez des hommes. Quelle différence avec les résultats habituels ! A quoi l'attribuer ? J'ai déjà invoqué l'influence nosocomiale, pour expliquer un phénomène analogue chez les jeunes enfants, et je suis naturellement conduit à l'admettre pour ce nouveau groupe d'inoculés ; car je ne saurais trouver ailleurs la cause d'une aussi flagrante anomalie. Les miasmes de tout genre répandus dans une salle d'hôpital, où grand nombre de plaies suppurent avec leur odeur *sui generis*, doivent modifier l'état général des personnes qui restent pendant plusieurs semaines dans un pareil milieu. Il est donc permis de supposer que les malades ou les blessés se trouvent alors dans des conditions toutes particulières d'hygiène et de vitalité qui rendent, chez eux, plus lente et plus difficile l'évolution d'un virus tel que le vaccin, qu'on cherche à introduire de force dans un organisme plus ou moins altéré, et d'autant plus rebelle à le recevoir. C'est une question qui mérite d'être approfondie.

III. — *Accidents consécutifs de la vaccine.*

Parmi les nombreux accidents consécutifs à la vaccine, un des plus répandus est le phlegmon, et pourtant deux fois seulement j'ai pu le constater : chez un jeune homme de seize ans, maigre, élancé, à cheveux bruns, d'un tempérament nerveux ; et chez une jeune fille de vingt-deux ans, petite, grosse et grasse, à cheveux blonds, lymphatique. Malgré cette différence de constitution, tous deux guérirent rapidement sans suppurer. J'eus connaissance d'une dizaine de cas soignés par mes confrères, toujours avec bonheur. Il est probable qu'il s'en est produit d'autres encore ; mais en les doublant même, et en les rapprochant du nombre considérable d'inoculations pratiquées à Versailles (7 à 8,000), on est obligé d'admettre que cet accident serait beaucoup plus rare que ne le donneraient à supposer les écrits de certains auteurs.

L'ulcération scrofuleuse des pustules s'est offerte cinq fois chez des enfants de trois à six mois ; chez deux il y èut en outre une éruption de nature prurigineuse. Tous, sans traitement compliqué, avec le sirop antiscorbutique et un pansement simple, arrivèrent à la guérison dans une période de quinze à vingt-cinq jours.

Dans mes précédents rapports, j'ai parlé à plusieurs reprises des maladies de peau, communes dans le jeune âge, qui ont manifestement pour origine une constitution scrofuleuse, et dont l'apparition, plus ou moins rapprochée de l'inoculation vaccinale, fait inconsidérément surgir des soupçons à l'endroit de la qualité du virus employé. Je ne reviendrais pas sur ce sujet, si je n'éprouvais un impérieux besoin de raconter l'observation suivante :

Le 3 janvier 1869, j'avais inoculé un jeune enfant du sexe masculin, âgé de quatre mois. L'évolution vaccinale avait été des plus régulières ; les croûtes étaient tombées le seizième jour. Dans le courant de février, une éruption se déclara sur la peau du crâne et de la figure, et donna lieu à un suintement qui se desséchait parfois pour reparaître ensuite. Les femmes du quartier, réunies en académie, accusèrent d'un commun accord la qualité du vaccin ; plusieurs d'entre elles reconnurent deux causes au mal : la saison des froids choisie pour l'inoculation et le virus lui-même. Un médecin consulté ne voulut pas donner de nom à la maladie, et, sans se compromettre, répondit à la mère qu'il pourrait y avoir du vrai dans

2

les suppositions faites par elle. On vint ensuite me trouver, et je vis un enfant couvert d'un eczema très intense, et je rassurai la famille en lui affirmant que cette affection pouvait se manifester aussi bien avant qu'après la vaccination, qu'on la rencontrait aussi souvent chez des adultes que chez de jeunes sujets, etc... Malgré toutes les explications qui paraissaient suffire à l'intelligence des parents, une voisine plus que les autres s'acharnait après le virus fourni par moi, et ne cessait de nous invectiver l'un et l'autre. Après bien des pourparlers et après avoir institué un traitement rationnel, j'attendais avec patience la guérison, quand l'enfant de la voisine susdésignée, non encore vacciné, fut atteint dans le courant du mois de mai de la même maladie, dans les mêmes régions. Il fallut bien convenir que le vaccin n'était plus rien ni dans l'un, ni dans l'autre cas. Il est probable que le médecin premièrement consulté aurait pu, avec un peu d'attention, reconnaître comme moi une affection simple de la peau, sans origine douteuse.

Dans le cours de l'année 1870, j'eus six fois l'occasion d'observer l'eczema chez des enfants lymphatiques quelques semaines après la vaccination, et je ne saurais dire le nombre de personnes de ma clientèle, enfants ou adultes, qui, en dehors de cette opération, furent atteints des mêmes accidents.

Combien d'autres états pathologiques ont dû en imposer à des observateurs superficiels, qui, par suite d'un examen trop rapide, ne se sont pas fait une idée juste de l'étiologie et du pronostic, et qui, par leurs phrases trop évasives, ont beaucoup contribué à maintenir dans les familles l'erreur et l'injustice.

IV. — *Syphilis vaccinale.*

Il est impossible de nos jours de s'occuper de la vaccine sans être forcément conduit à parler de la syphilis, car depuis le mémorable rapport de M. Depaul, qui est

venu ajouter une nouvelle crainte aux nombreux préjugés du peuple, ces deux mots restent solidement accolés
dans une bien triste expression, *syphilis vaccinale*, de-
venue l'épouvantail d'une partie des médecins et de
toutes les populations.

Pour ma part, malgré l'autorité de l'honorable directeur de la vaccine, malgré l'énorme retentissement donné
à quelques rares observations, je ne puis me décider à
admettre dans l'organisme la possibilité d'une combi-
naison intime des deux virus, se séparant ensuite pour
se manifester avec leurs caractères propres. En cela je
ne fais pas d'exception pour la prétendue syphilis vaccinale ; je ne saurais comprendre davantage l'association
de la rage avec la variole ou la syphilis, et celle de la
morve avec le horsepox... etc.

L'année dernière, si fructueuse en vaccinations et revaccinations, ne m'a pas donné un seul cas susceptible
d'ébranler ma conviction. Mes confrères n'ont pas eu
connaissance d'un seul fait qui puisse susciter le moindre
doute. Aussi je conserve avec bonheur ma foi dans l'in-
nocuité du virus recueilli avec précaution, quelles que
soient la nature et la constitution du vaccinifère, du
moment que les pustules chez ce dernier se sont réguliè-
rement développées en suivant la marche classique et
normale.

V. — *Varioles survenues après une revaccination.*

Il est scientifiquement établi qu'une variole ne peut se
manifester au delà du quatorzième ou quinzième jour
après une vaccination bien faite, suivie de succès ou d'insuccès ; toutes celles qui se produisent dans ce court es-
pace de temps ont été contractées avant l'inoculation, et

se sont développées malgré elle, puisqu'on voit souvent marcher ensemble variole et vaccine ; il est vrai que dans cette circonstance l'intensité et la gravité de la première peuvent être modifiées avantageusement par la seconde. Je n'ai rien vu qui soit contraire à cette loi ; mais on cite des faits qui, au premier abord, semblent la détruire. Ainsi, au bout d'un mois et plus, chez des personnes revaccinées, quelques praticiens auraient observé des varioles sérieuses et même mortelles. Il ne m'a pas toujours été possible de connaître le mode opérateur employé ; quelquefois cependant on m'a fait l'aveu sincère d'avoir usé de plaques, de tubes ou de lancettes chargées à l'avance. Si l'opération ainsi pratiquée donne un résultat heureux, ce qui est fort rare, il n'y a pas d'objections à faire ; mais si, au contraire, comme c'est l'habitude, on éprouve un échec, on n'est pas en droit de considérer immédiatement le sujet comme rebelle au vaccin, on doit accuser le mode d'inoculation qui est défectueux ; je dis plus, on manque à sa conscience médicale en l'employant, car le public, qui ne peut être initié à tous les menus détails de notre science, ne doit pas être mis dans une fausse sécurité susceptible de le conduire un jour à une des morts les plus terribles.

De bras à bras, d'enfant à adulte, les revaccinations sont alors faites dans des conditions d'honnêteté professionnelle irréprochables ; et cependant l'insuccès n'est pas encore suffisant pour assurer que la personne inoculée est réfractaire ; il faut, à mon avis, dans le plus bref délai, tenter une nouvelle épreuve pour être sûr du jugement qu'on doit porter. Car dans la pratique il y a tant de causes d'erreur, que les précautions ne sont jamais trop nombreuses. Je cite un exemple d'où peut découler un enseignement utile :

Un jour je fus obligé de me servir pour mes vaccinations d'une lancette ordinaire, neuve et très polie : sur vingt-quatre enfants, je constatai, huit jours après, à ma contre-visite, six insuccès. Tout d'abord je fus très surpris d'un pareil résultat; mais, avec un peu de réflexion, je ne pus l'attribuer qu'à l'état particulier de mon instrument qui n'avait pas conservé le virus à sa pointe, de même que l'encre ne reste pas sur celle d'une plume métallique neuve.

Voilà certes une cause bien simple de non-réussite qui doit se présenter souvent, et qui, chez des adultes revaccinés, confiants dans l'opération subie, aurait pu déterminer un malheur. Combien d'autres par défaut d'attention ou par insouciance pourront échapper au médecin et au public. C'est donc se conduire uniquement avec prudence que de vouloir faire une seconde inoculation chez des personnes qui ont vu la première échouer complétement. De cette manière on évitera les fausses interprétations de certaines gens qui, éprouvées par la variole après une tentative de vaccination malheureuse restée sans contrôle, n'hésitent pas à dire, en citant leur exemple, que la vaccine ne sert à rien contre la petite vérole, et qu'elle ne profite qu'à ceux qui la pratiquent.

CHAPITRE III

La vaccine animale et la vaccine Jennerienne.

Que de bruit, que de réclames autour de la vaccine animale ! Que d'argent remué pour cette méthode prétendue nouvelle, qui d'après ses propagateurs devait nous débarrasser de toutes les craintes que suscite à tort ou à raison la vaccine jennerienne ! Plus d'ulcération des pustules, plus de syphilis vaccinale, si toutefois elle existe, avec les précieuses génisses, dont le virus transmis perpétuellement est bien autrement préservateur que celui des enfants, et avec lequel on peut inoculer un bien plus grand nombre de personnes.

Tels sont les arguments doués d'une certaine énergie, qui servirent à frapper l'imagination des Parisiens et des gens amateurs de nouveauté. Et comme ces derniers sont en majorité dans le monde, grande était la foule autour des pauvres animaux, grande aussi fut la somme de billets de banque entassés dans certains coffrets.

Y avait-il profit pour la santé publique dans une semblable révolution ? Voilà ce qu'il faut examiner.

Quant à moi, je pense qu'on y a rien gagné, si ce n'est un nouveau moyen de troubler les consciences des familles, et de rendre plus difficile la propagation d'une méthode qui a fait suffisamment ses preuves.

La syphilis vaccinale, n'étant à mes yeux qu'une hypothèse regrettable, attendu que toutes les observations rapportées en sa faveur pouvant être scientifiquement discutées, et elles le sont, je crois qu'il n'y a pas utilité jusqu'à nouvel ordre de s'en préoccuper; d'autant plus qu'en faisant une bonne culture du vaccin, c'est-à-dire, en choisissant avec soin de jeunes vaccinifères bien portants, dont les pustules devront toujours être légitimes; en recueillant le virus à une époque convenable de maturité (le sixième ou le septième jour); en croisant les constitutions et les tempéraments on est sûr d'échapper à tout danger.

Combien peut-on inoculer de personnes avec la même pustule, sans inconvénient pour le vaccinifère, et avec la certitude de fournir au vacciné le véritable virus vaccin? Le nombre peut s'élever à cinquante. En 1868, 1869 et 1870, dans plusieurs orphelinats j'ai inoculé une fois 74 jeunes filles avec deux boutons seulement, une autre fois 41, et une troisième 43 avec un seul bouton; dans la dernière dizaine, comme dans la première, j'ai constaté des succès francs et incontestables. Au delà de cinquante, je craindrais de ne plus inoculer qu'une sérosité sans virulence. Avec une vingtaine d'enfants faciles à réunir dans un service organisé, on pourrait satisfaire cinq à six mille personnes. Combien sont rares de semblables agglomérations de demandeurs! Les génisses n'avaient donc pas besoin d'apparaître pour combler un vide et réparer une insuffisance, qui n'existaient pas.

Reste donc la vertu préservatrice du vaccin animal, qui serait, dit-on, supérieure à celle du vaccin jennerien; c'est alors que l'éloquence brutale des chiffres doit être entendue. Elle ne paraît pas soutenir la cause des partisans de la méthode nouvelle.

Les premières vaccinations réussissent toujours, quelle que soit l'origine du virus, je n'ai donc pas à m'en servir comme point de comparaison. C'est aux revaccinations seules que je m'adresserai.

Les statistiques varient beaucoup, mais il semble au moins établi que le nombre de succès avec le vaccin animal ne dépasse pas la proportion de un sixième des revaccinés, tandis que nous avons vu dans les tableaux précédents que, avec le vaccin de bras à bras, nous avions d'une façon absolue un tiers de réussites. La différence est assez sensible pour que ce dernier soit préféré, et c'est pourquoi j'ai dû le maintenir dans ma pratique. En outre un temps d'épidémie ne me paraissait pas opportun pour faire les expériences comparatives que réclamait l'étude vraiment médicale des deux méthodes. Des mécomptes beaucoup trop nombreux auraient pu compromettre une des plus belles découvertes de la science, qui dans toutes les classes de la société rencontre encore tant de prévention. Des malheurs fréquents seraient peut-être venus grandir les doutes, et multiplier les victimes de la variole.

Si, à cause de ma position toute spéciale de médecin-vaccinateur, je n'ai pas voulu céder à l'engouement pour la génisse, mes confrères entraînés par les exigences peu réfléchies de leur clientèle, se sont presque tous procurés au cabinet de M. Lanoix ou à l'Académie des tubes ou des lancettes chargés de virus animal, et d'une enquête longuement faite auprès d'eux, il en est résulté que jamais ils n'ont obtenu un succès bien avéré. Vu la petite distance qui sépare Versailles de Paris, le vaccin animal serait inférieur au vaccin jennerien en ce qui concerne la conservation et le transport.

Je laisse avec intention tous les reproches adressés

aux opérateurs ; entre autres que, pour satisfaire à toutes
les demandes, ils épuisaient tout le liquide contenu dans
les pustules, quitte à ne plus donner qu'une sérosité
inactive, et par suite non préservatrice. Je pense que
mes confrères agissaient avec conscience, et qu'ils n'a-
vaient aucun intérêt à compromettre le succès de leur
entreprise.

Peut-être qu'avec une étude plus prolongée et des statistiques rigoureusement établies, sans idée préconçue,
les deux méthodes arriveront à marcher de pair comme
efficacité ; mais la nouvelle aura toujours l'inconvénient
de n'être pas économique, car les animaux, génisses ou
veaux, qu'on inocule et qu'on emploie à la propagation
de la vaccine, sont d'un prix assez élevé, et de plus sont
rejetés de l'alimentation. Pour le dernier motif, même
à égalité de valeur, la méthode de Jenner doit l'em-
porter.

CHAPITRE IV

Prétendu cowpox spontané découvert à Versailles.

Dans une ferme des environs de la ville, à l'entrée de la commune du Chesnay, quelques vaches offrent au pis et au trayon des boutons assez nombreux. Une personne étrangère à la médecine croit voir en eux du cowpox, et s'empresse d'en faire part à son médecin, M. le docteur Paris. Après avoir satisfait à la demande de sa cliente et de plusieurs membres de la famille qui désiraient être *vaccinés* avec le liquide contenu dans ces boutons, cet honorable confrère et ami me prévient immédiatement (le 18 mars 1870) qu'il pourrait y avoir à l'endroit désigné du cowpox spontané, et que ce serait une bonne occasion de renouveler à Versailles le virus-vaccin. Heureux d'une aussi bonne découverte, je me mets en mesure de la faire fructifier. Dès le lendemain j'inocule une petite fille de six mois non encore vaccinée, une jeune dame de vingt-deux ans, et un jeune homme de vingt et un ans, tous deux à leur première revaccination. J'avais ainsi réuni trois sujets différents afin d'être dans les meilleures conditions possibles pour vérifier la qualité du virus employé. L'opération faite, je ne voulus pas cacher mes impressions, et je déclarai à mes deux revaccinés que nous aurions très probablement un insuccès complet, car je ne reconnaissais pas les véritables pustules de cowpox dans les boutons développés sur les pis des divers animaux. Je crus devoir communiquer ma manière de voir à M. le docteur Paris, qui n'insista pas davantage.

Néanmoins, l'affaire se répandit en ville, et bon nombre de médecins et de vétérinaires se rendirent à la ferme, soit pour examiner les vaches, soit pour inoculer des personnes avides de vaccin animal. Exécutées avec le plus grand soin chez des adultes des deux sexes et chez des jeunes enfants, toutes les inoculations échoùèrent. Une dame, que je n'ai pu visiter, aurait souffert d'une irritation cutanée très légère qui fut pendant quelques jours l'espoir des partisans acharnés du cowpox découvert à Versailles. Mais tout s'évanouit avec elle, et on n'entendit plus parler ni des vaches ni du cowpox.

D'un autre côté, informé dès les premiers jours, par le zèle trop ardent d'un interne de l'Hôpital, l'Académie fut représentée le 27 mars, par M. le professeur Depaul, qui voulut bien se déranger pour voir les animaux signalés à son attention. Etaient présents à sa visite, MM. les docteurs Remilly, de Bonnefoux, Le Duc, M. Martin, interne à l'Hôpital, et deux autres personnes inconnues. M. le directeur de la vaccine examina très minutieusement l'éruption, s'assura de la provenance des vaches (département de l'Eure), fit bien remarquer l'absence dans la ferme de chevaux actuellement malades ; puis il recueillit sur des verres du liquide extrait des pustules, emporta plusieurs croûtes desséchées, promettant qu'il se livrerait à des expériences sérieuses dont il s'empresserait de faire connaître le résultat ; mais nous n'en entendîmes pas parler. Je ne voulus pas laisser partir M. Depaul sans le mettre en mesure d'émettre son avis sur la nature de l'éruption que nous avions sous les yeux, et à ma demande, il répondit : « *Pour moi, cela ne « fait aucun doute, ce sont des pustules de cowpox, seule- « ment on arrive toujours trop tard, et je crains bien que « nous ne réussissions pas.* » La deuxième partie de cette phrase donnait plus de poids à mon opinion première, qu'étaient venus corroborer les résultats négatifs des diverses expériences tentées par différents confrères.

Quelle était donc cette maladie qui fut cause d'une aussi grande méprise ? En voici les caractères. Sur toute l'étendue du pis existait un nombre assez considérable de boutons de diverses grandeurs, de formes très variées et très irrégulières, ressemblant au début à des vésicules, qui de la grandeur d'une lentille atteignaient celle d'une pièce de cinquante centimes et même plus ; le liquide d'abord clair, de couleur citrine, s'épaississait, prenait une teinte jaune de plus en plus foncée, puis au bout de quelques jours, cinq à six, commençait à former une croûte qui tombait au bout de trois ou quatre jours de dessiccation. Pendant toute la durée de ces phénomènes locaux, aucune réaction fébrile ne s'était produite; au dire des gens de la ferme, la quantité et la qualité du lait n'avaient été en aucune façon modifiées. On ne cons- tatait ni ombilication, ni aréole, ni induration à la base, et sur chaque pis il était facile de compter une vingtaine de vesico-pustules, qui par une simple ponction se vi- daient complétement. Enfin l'éruption reparaissait quel- quefois chez les mêmes animaux au bout de quelques semaines.

Passons maintenant aux caractères du cowpox. Je ne saurais mieux faire que de les emprunter à l'ouvrage de *Pathologie vétérinaire* de M. Delafosse, édition 1861, p. 306.

« Au bout de trois jours de symptômes généraux, il se
« produit aux trayons des boutons rouges, chauds, dou-
« loureux, aplatis, ombiliqués, circonscrits par un rebord
« saillant, entourés d'une aréole rouge, ayant au maxi-
« mum le diamètre d'une pièce d'un franc ; en quatre ou
« cinq jours l'éruption est à son apogée.

« La sécrétion arrive vers le septième ou le neuvième
« jour ; la fièvre augmente, les boutons deviennent dia-
« phanes par suite de l'accumulation d'une matière
« séreuse sous l'épiderme qui les recouvre. Bientôt ils
« prennent une couleur plombée ou argentine, le cercle
« rouge devient livide, la mamelle s'indure profondé-
« ment sous les pustules.

« La desquamation s'effectue du dixième au qua-
« torzième jour, la fièvre diminue et disparaît, le pus se
« concrète et prend une teinte rouge d'ocre. C'est alors
« que les pustules brunissent graduellement du centre à
« la circonférence et se convertissent en une croûte
« analogue pour la forme à une graine de noix vomique,
« d'un brun foncé, unie à sa surface libre, dont la pres-
« sion détermine de la douleur, en laissant sur les
« mamelles autant de cicatrices rouges déprimées et
« persistantes. »

Ajoutons que pendant toutes les phases de la maladie,
la quantité et la qualité du lait se trouvent profondément
modifiées. (Steinbrenner, *Traité de la Vaccine*, éd. 1846,
p. 601.)

Si pendant le premier septenaire on fait une piqûre à
ces pustules, il ne s'écoule qu'une très petite quantité de
liquide, car elles sont, comme celles du vaccin humain,
formées de plusieurs loges qui ne communiquent pas
entre elles. Le cowpox vrai, inoculable de la vache à
l'homme, est en outre excessivement discret ; quelques

pustules seulement sur chaque pis constituent la maladie.

On le voit, les différences entre les deux affections sont assez nombreuses et assez importantes.

De concert avec un de mes amis intimes, M. Doidon, fermier très intelligent et très observateur, j'avais bien des fois constaté que les vaches habituées aux prairies, soumises tout à coup au régime de l'étable, ne tardaient pas à présenter sur les pis une éruption en tout semblable à celle qui causait tant d'émoi chez une partie du corps médical de Versailles. Connue des vétérinaires sous le nom générique de faux-cowpox, je crois pouvoir rattacher cette maladie aux deux variétés décrites par Hering sous les noms de *variolæ-vaccinæ verrucosæ* et de *variolæ-vaccinæ bullosæ*. Justement préoccupé de l'importance qu'on voulait donner à cet accident pour moi bien commun, je me rendis chez d'autres clients, fermiers et nourrisseurs, et je rencontrai chez tous un ou plusieurs animaux présentant les mêmes phénomènes.

De cette étude, il résulte bien clairement que nous n'avions pas, comme on le prétendait, une éruption de vrai cowpox ; ce qui du reste était déjà bien démontré par mes expériences personnelles et celles de mes confrères, qui toutes avaient échoué. Et il ne faudrait pas invoquer pour tous les sujets inoculés des conditions spéciales de santé et de tempérament, qui les avaient rendus à cette époque réfractaires à la vaccine, puisque le jeune enfant de six mois donna huit jours après, sur six piqûres faites avec du vaccin humain, six pustules types ; chez les deux adultes j'obtins le même jour six boutons de fausse vaccine. Les cinq personnes inoculées d'abord par M. le docteur Paris, soumises par moi à une nouvelle opération au bout de douze jours, me donnèrent deux succès incontestables chez deux dames, l'une de soixante ans, l'autre de vingt-six ans, et trois fausses vaccines chez des personnes de cinquante, quarante-cinq et trente-deux ans. Mes confrères sont arrivés dans leur clientèle à des résultats analogues, dont ils m'ont entretenu dans de nombreuses conversations, mais sur lesquels je n'ai pu obtenir, à mon grand regret, de notes écrites qui seraient venues grossir les documents certains que j'expose ici.

Ce récit semblera peut-être un peu long, mais j'ai cru devoir lui donner un certain développement, parce que autour de moi on a voulu voir quelque chose de rare et d'insolite dans une affection très répandue, dont j'avais eu maintes occasions d'observer la fréquence, et que, sur le désir de gens du monde, j'avais trois ou quatre fois inoculée très inutilement. La comparaison que j'établissais avec des pustules de cowpox, provoquées volontairement avec du horsepox sur un taureau, ne me permettait pas de confondre les deux éruptions.

La discussion à laquelle je me suis livré présente encore un autre intérêt, c'est de ramener tout naturellement la question de l'existence ou de la non-existence du cowpox spontané.

Les praticiens, qui habitent les contrées d'élevage, sont généralement d'avis que le cowpox spontané n'existe pas ; qu'il reconnaît toujours pour origine le horsepox inoculé volontairement ou accidentellement aux vaches. Après avoir mûrement réfléchi, j'adopte cette manière de voir. Jamais on n'a cité d'exemple de cowpox dit spontané sur le taureau, le bœuf, la génisse ou le veau, toujours sur la vache et qui plus est sur la vache laitière ; ce n'est donc pas une affection inhérente à toute l'espèce bovine. L'éruption ne se manifeste ja-

mais en aucun autre endroit que sur le pis ou le trayon,
et les pustules caractéristiques y sont tellement discrètes
qu'elles ne peuvent être que le résultat de l'inoculation
involontaire par des érosions naturelles ou artificielles.
De plus, on a toujours vu la maladie se développer dans
les fermes ou métairies où les même personnes soignaient
chevaux et vaches ; ce qui fait admettre que le cowpox
a pour intermédiaire et moyen de transport les mains
des employés qui, après avoir fait le pansage de chevaux
atteints de horsepox, vont ensuite traire les vaches, sur
le pis desquelles se trouvent alors des crevasses ou d'autres petites plaies.

Si le cowpox est une maladie spontanée, je ne vois
pas pourquoi au lieu de cinq à six pustules sur chaque
trayon on n'en trouverait pas un nombre illimité, comme
dans toutes les éruptions, comme dans celle observée sur
les vaches de Versailles, qui ont offert à la base des mamelles, au trayon et sur le pis des boutons très rappro-
chés et très multipliés. On pourrait aussi dans certains
cas en trouver ailleurs que sur les organes externes de
la lactation.

CHAPITRE V

Quelques mots sur la variole épidémique à Versailles en 1870.

En donnant aux maladies un aspect insolite, les épidémies sont toujours pour le médecin observateur une école où doit s'accroître la somme de ses connaissances. Le plus souvent bénigne à l'état sporadique, la variole revêt à l'état d'épidémie certaines formes spéciales, et prend des caractères de malignité qui la transforment en un véritable fléau.

Grâce à la découverte et surtout à la propagation de la vaccine, nous en étions depuis longtemps préservés, et si notre génération dans le cours de ses études médicales, pour des raisons hygiéniques et administratives, eut le triste privilége de voir quelquefois un nombre relativement considérable de varioleux accumulés dans les mêmes hôpitaux et dans les mêmes salles, elle a bien rarement constaté les ravages dus à la variole épidémique, et surtout les véritables hécatombes que fait une de ses plus graves manifestations, la variole hémorrhagique.

Ne serait-il pas alors intéressant de terminer ce rapport sur la vaccine, par quelques détails statistiques et cliniques sur la variole épidémique à Versailles.

I. Quel peut être le nombre des sujets atteints par le fléau ? Il est difficile de l'établir exactement, car tous les médecins n'ont pu me fournir que des approximations. Mais d'après ce que j'ai pu recueillir en attribuant en moyenne une quarantaine de cas à chaque confrère, nous avons un total de 800, auquel doivent être ajoutés ceux traités dans les deux hôpitaux, 237, dont 175 à l'Hôpital civil et 62 à l'Hôpital militaire. Nous arrivons ainsi au nombre de 1,000 à 1,100 cas. Les morts s'élèvent exactement à 100.

La population de la ville étant d'environ 40,000 habitants, il y est un variolé sur 40, un décès sur 400.

Hôpital civil. — Cas de variole rangés par mois et par gravité dans chaque sexe :

MOIS.	Varioloïde.		Variole.		Var. hémorr.		Totaux.
	Masculin.	Féminin.	Masculin.	Féminin.	Masculin.	Féminin.	
Janvier. . . .	2	2	»	1	»	»	5
Février. . . .	»	»	1	4	»	»	5
Mars	2	2	1	1	»	»	6
Avril.	4	4	3	1	»	»	12
Mai.	8	0	4	5	1	»	18
Juin	17	4	5	14	»	»	40
Juillet	11	4	7	6	»	»	28
Août	3	3	7	4	1	1	19
Septembre . .	5	3	2	3	1	1	15
Octobre. . . .	1	1	4	1	»	»	7
Novembre . .	3	1	2	4	2	»	12
Décembre . .	»	5	2	1	»	»	8
Totaux. . .	56	29	38	45	5	2	175

Le sexe masculin, 100.

Le sexe féminin, 75.

Cette différence s'explique par la facilité avec laquelle les hommes se rendent à l'Hôpital, tandis que les femmes, par la nature de leurs occupations ou par suite de nombreux préjugés, reculent devant les bienfaits de l'assistance publique.

La division par âge se trouve ainsi établie dans les deux sexes :

AGES.	Varioloïdes.		Varioles.		Var. hémorr.		Totaux.
	Masculin.	Féminin.	Masculin.	Féminin.	Masculin.	Féminin.	
De 2 à 5 ans.	1	1	1	1	»	»	4
De 5 à 10 ans.	3	«	1	2	»	»	6
De 10 à 15 ans.	2	4	4	2	»	»	12
De 15 à 20 ans.	15	6	3	7	»	»	31
De 20 à 25 aus.	17	6	6	6	1	»	36
De 25 à 30 ans.	7	3	10	12	1	1	34
De 30 à 35 ans.	1	3	3	5	1	»	13
De 35 à 40 ans.	3	2	3	5	1	»	14
De 40 à 45 ans.	3	1	3	4	»	»	11
De 45 à 50 ans.	1	2	3	1	»	»	7
De 50 à 55 ans.	3	1	1	»	»	»	5
De 55 à 60 ans.	1	»	»	»	»	»	1
De 60 ans et...	1	»	»	»	»	»	1

Toutes ces personnes avaient été vaccinées une seule fois dans leur enfance, excepté deux jeunes sujets de deux ans, jamais vaccinés.

Les tableaux précédents font ressortir très nettement

que la variole et même la varioloïde est très rare avant dix ans ; ce qui prouve l'utilité de la vaccine dans le jeune âge, l'importance des revaccinations à partir de la dixième année, et leur renouvellement à chaque période décennale de notre existence. Cette pratique, mise en vigueur d'une façon générale, nous délivrerait de la variole épidémique.

A l'Hôpital militaire, d'après une note que je dois à l'obligeance de M. le docteur Fropo, médecin en chef, il y eut 62 varioleux qui se divisent ainsi :

MOIS.	Varioloïde.	Variole.	Variole hémorrag.	Totaux.
Janvier . . .	1	»	»	1
Février . . .	»	»	»	»
Mars.	»	1	»	1
Avril	6	»	»	6
Mai	5	2	»	7
Juin.	9	»	»	9
Juillet. . . .	3	2	1	6
Août.	1	2	2	5
Septembre. .	13	4	1	18
Octobre . . .	4	»	2	6
Novembre . .	1	»	»	1
Décembre . .	1	1	»	2
Totaux . .	44	12	6	62

Sur les 44 varioloïdes, 9 avaient été revaccinés ; sur les 12 varioles, 2 revaccinés, 2 jamais vaccinés ; sur les 6 varioles hémorrhagiques, 2 revaccinés, 1 jamais vacciné.

Tous ces hommes étaient âgés de 30 à 40 ans., sauf 1 de 49 ans.

Sur ce nombre, il y eut six décès, une variole confluente et cinq varioles hémorrhagiques. Reste donc pour ces dernières une guérison sur laquelle je ne possède aucun détail, et dont je ne saurais par conséquent fournir le traitement suivi d'un aussi rare succès.

M. Fropo fait remarquer que pour bon nombre de ces malades, la variole s'est déclarée pendant le cours d'une autre affection, et que c'est après l'entrée d'un dragon prussien (19 septembre), atteint de variole confluente, qu'une véritable épidémie s'est déclarée dans la salle. Il n'y aura peut-être pas concordance entre les chiffres et ceux fournis au conseil de santé, parce que des hommes admis pour des blessures de guerre, atteints plus tard de variole, sont portés avec l'affection la plus grave.

Parmi les infirmiers, nous trouvons huit cas, six varioloïdes, un seul revacciné ; une variole confluente et une variole hémorrhagique chez deux hommes non revaccinés. Les militaires de cette catégorie, non revaccinés, furent incorporés à partir du 7 septembre, époque de guerre, qui empêcha de vérifier leur état comme en temps ordinaire.

Pour les revaccinés, au nombre de treize, atteints par l'épidémie, il fut impossible de me donner aucun renseignement sur la date de l'opération et sur la provenance du vaccin. Comme cela se pratique très souvent dans l'armée, il est très probable qu'on employa pour eux du virus recueilli sur des camarades revaccinés avec succès. Je l'ai bien souvent constaté, le virus de revacciné est moins énergique et moins efficace que celui d'enfant ou d'adulte à sa première inoculation ; il donne des réussites sensiblement moins nombreuses et moins franches ; par conséquent des opérations suivies d'échecs par ce procédé auraient pu réussir avec du virus d'enfant, et auraient offert aux sujets inoculés une immunité plus probable.

Nous avons vu que les décès, par suite de variole, s'élevaient à Versailles, pour l'année 1870, au nombre exact de 100, ainsi répartis :

En ville.	67
A l'Hôpital civil	27
A l'Hôpital militaire . . .	6

Par mois, nous avons :

Janvier	0	Juillet	16
Février	1	Août	15
Mars.	2	Septembre.	11
Avril.	8	Octobre.	12
Mai	9	Novembre	6
Juin	9	Décembre	11

Par âge et par sexe, nous obtenons les nombres suivants :

AGES.	Masculin.	Féminin.	Totaux.	AGES.	Masculin.	Féminin.	Totaux.
De 0 à 6 mois.	1	2	3	De 25 à 30 ans.	6	5	11
De 6 m. à 1 an.	2	»	2	De 30 à 35 ans.	6	8	14
De 1 à 2 ans .	»	»	»	De 35 à 40 ans.	3	10	13
De 2 à 3 ans .	»	1	1	De 40 à 45 ans.	5	4	9
De 3 à 5 ans. .	»	»	»	De 45 à 50 ans.	3	5	8
De 5 à 10 ans.	1	1	2	De 50 à 55 ans.	3	1	4
De 10 à 15 ans.	1	1	2	De 55 à 60 ans.	1	3	4
De 15 à 20 ans.	4	4	8	De 60 à 70 ans.	2	3	5
De 20 à 25 ans.	7	7	14				

II. Sur 42 cas de variole que j'ai traités, il y en eut 23 pour le sexe masculin et 21 pour le sexe féminin.

25 furent assez légers, et parmi eux je signalerai le fait suivant, qui démontre encore une fois qu'il n'existe pas d'antagonisme entre les fièvres éruptives. Un jeune homme de quinze ans était en convalescence très avancée d'une varioloïde simple, lorsqu'il fut atteint d'une rougeole qui elle-même suivit une marche régulière et sans complication.

A côté de cette observation, je placerai celle d'une femme de trente-huit ans, qui le lendemain d'une revaccination fut atteinte de scarlatine très franche ; les deux éruptions marchèrent concurremment en suivant toutes les phases habituelles. Sous l'influence d'une scarlatine, au moment de l'inoculation vaccinale, celle-ci ne fut en aucune façon modifiée par la maladie qui était sur le point de se déclarer. N'y aurait-il pas eu une variole consécutive ou concomitante à la scarlatine, si le vaccin n'était pas venu la prévenir ?

Parmi les varioles graves, au nombre de 17, nous trouvons trois jeunes enfants non vaccinés ; deux âgés de deux ans à peine guérirent d'une variole confluente, le troisième, de quatre semaines, succomba à une variole hémorrhagique.

Les 14 autres se manifestèrent chez des personnes vaccinées dans leur enfance ou réputées comme telles, mais non revaccinées ; 9 présentèrent des varioles confluentes, qui toutes eurent une terminaison favorable. Chez un jeune homme de vingt ans, la convalescence fut retardée par un nombre considérable d'abcès sous-cutanés.

Avec le jeune enfant de quatre semaines restent six décès, et chez tous les malades j'ai noté des symptômes hémorrhagiques qui n'eurent pas la même intensité, mais qui méritent une mention particulière. Je range les observations par ordre de gravité en commençant par les moins sérieuses.

I. — Femme de trente-deux ans, ordinairement bien portante, un peu grasse, lymphatique, chez qui les symptômes prodromiques furent très prolongés : la céphalalgie entre autres dura cinq jours, sans que les opiacés eussent pu la modérer. Appelé le 3 juin auprès d'elle, l'éruption apparut le 7, s'accusa très franchement le 8, et le 10 sur tout le corps et sur les membres, non à la figure ; je pus constater une aréole rouge brunâtre, entourant chaque pustule, d'un diamètre sensiblement plus petit que d'ordinaire. De plus, il y avait un affaissement général, le pouls était petit et rapide. A la vue seule de l'aréole, je crus devoir exprimer au mari toutes mes craintes sur une fin prochaine, qui eut lieu douze heures plus tard.

II. — Cas semblable. C'est une femme de vingt-cinq ans qui mourut deux jours après l'éruption d'aspect miliaire. La céphalalgie intense et continue avait duré quatre jours avant l'apparition des pustules.

III. — Chez un jeune garçon de sept ans, vacciné, m'assure-t-on, mais chez qui les cicatrices sont invisibles, apparut une variole de même nature que les précédentes, mais aux paupières et aux ailes du nez, comme sur le reste du corps, il y eut des taches ecchymotiques autour des pustules. Appelé le 1er octobre, je trouvai l'éruption déjà manifeste ; la mort arriva le 5. La nature même de la maladie, l'absence de cicatrices, me font admettre qu'il n'y a pas eu d'inoculation vaccinale dans l'enfance.

IV. — Une femme de trente-six ans, prise subitement de vomissements abondants verts poracés, offrit, comme symptôme primordial prédominant, une céphalalgie très douloureuse et persistante, même après l'éruption qui se fit au bout de cinq jours par quelques points rouges sur le visage, et par de larges plaques de rahs sur le ventre, sur la partie supérieure des cuisses, aux fesses et aux mollets. Dès le début de cette manifestation morbide, je reconnus une forme grave de variole, et je ne craignis pas d'exprimer à la famille combien je redoutais une issue fatale. Néanmoins les pustules se développèrent à peu près normalement au visage ; et sur le corps, les plaques de rahs, après avoir pris une teinte ecchymotique des plus marquées, se transformèrent en d'énormes plaques pustuleuses, qui suppurèrent franchement, mais autour desquelles, comme des autres pustules disséminées, subsistait une aréole hémorrhagique. La mort arriva le 10 juillet, treize jours après le début. J'avais employé le quinquina en décoction comme boisson ordinaire, et je n'avais cessé d'alimenter légèrement avec du bouillon coupé.

V. — Cette observation est fournie par un jeune enfant de quatre semaines, nourrisson habitant la même chambre qu'un autre enfant de deux mois qui guérit d'une variole confluente sans complication. Au moment où s'effectuait la chute des croûtes chez celui-ci, le frère de lait fut atteint le 22 juillet, les pustules apparurent dans l'ordre connu. Mais avant leur entier développement, dans la nuit du 25 au 26, les pieds suintèrent une abondante quantité de sang qui souilla les langes, puis des plaques ecchymotiques s'étant manifestées sur les joues et sur les paupières, le lendemain 27, à quatre heures du soir, l'enfant expirait.

Ici doivent se placer quelques réflexions importantes au point de vue pratique. Pendant que l'autre enfant était soigné de sa variole, la mère me demanda s'il ne serait pas urgent de vacciner son nourrisson. Comme j'avais souvent remarqué des insuccès à la suite d'inoculations faites chez de très jeunes enfants, je pensai qu'on pouvait remettre l'opération à quelques semaines. J'eus lieu de me repentir de cette conduite et je trouvai la leçon tellement dure pour tout le monde que je jurai de pratiquer la vaccine même le jour de la naissance, si l'enfant se trouvait dans un foyer d'infection. Dans le cas d'un échec, la conscience est sauve, et si l'opération réussit on a sûrement rendu un immense service.

VI. — Nous sommes en présence d'un jeune homme de dix-sept ans, travaillant à Paris. Arrivé chez ses parents le mercredi 8 juillet, je le vis le lendemain. Il y avait une céphalalgie très vive, des envies de vomir continuelles, des douleurs lombaires persistant depuis plusieurs jours, le pouls fébrile, très développé, à 110. Sur le corps, je constatai une rougeur générale donnant l'apparence d'une scarlatine à teinte foncée; mais avec un peu d'attention, j'aperçus une quinzaine de pustules seulement à leur début. Prescription habituelle : sudorifiques, bouillon, etc.

Le lendemain, les pustules ne sont pas plus développées, mais la coloration de la peau est plus foncée, et on m'annonça que pendant toute la nuit et la matinée le malade avait rejeté du sang par la bouche. Les gencives et les lèvres, ainsi que la cavité buccale sont en effet recouvertes d'un enduit noirâtre fourni par le sang desséché. Le pouls est petit, le malade dans un coma profond.

Le troisième jour, lundi 11, je trouvai tout le corps rempli de larges taches ecchymotiques, et le malade n'a pas cessé de cracher du sang de plus en plus épais. Dans la nuit il a rendu, avec une petite quantité d'urine, une demi-cuvette de sang. Prostration générale physique et intellectuelle, pouls petit, filiforme; la mort annoncée arriva une heure après ma visite.

Je connais encore un autre fait de ce genre qui se rapporte à une jeune femme de 30 à 35 ans, chez qui l'hémorrhagie se fit par la muqueuse vaginale, avec une telle abondance que la mort eut lieu aussi le quatrième jour après le début des premiers symptômes.

Quoique peu nombreuses, ces observations m'ont paru assez intéressantes pour être relatées, non pas qu'elles prouvent l'efficacité d'une thérapeutique quelconque; malheureusement, en face d'accidents aussi terribles, le médecin n'a pas le temps de se retourner et tous les traitements restent inactifs. Mais elles établissent la gravité de l'épidémie que nous venons de traverser et qui sévit encore au commencement de cette malheureuse année; de plus, elles s'ajoutent aux descriptions anciennes, qui pour nous, jeunes praticiens, semblaient devoir être classées au nombre des vieilleries disparues du cadre nosologique.

A la vue de ces variétés foudroyantes d'une même maladie, on est frappé d'horreur à la pensée des ravages qu'elles ont dû faire chez les générations précédentes. On comprend dès lors la persévérance de nos pères pour se délivrer d'un pareil fléau ; et, dans la découverte de Jenner, on est obligé de voir un de ces rares bienfaits dont la nature est très parcimonieuse, et qu'elle ne laisse échapper que dans ses jours de grande générosité.

Mais en même temps qu'on éprouve une grande satisfaction pour tout le bien qui peut être fait, on est pris de tristesse en voyant l'indifférence des populations qui ne veulent pas se rendre à la vérité, et qui, non contentes de critiquer, résistent avec l'entêtement et l'inertie d'une ignorance difficile à corriger.

1871.

www.ingramcontent.com/pod-product-compliance
Lightning Source LLC
LaVergne TN
LVHW021046050726
842519LV00003B/1027